A Monsieur Hallé, membre de l'institut, prof de l'école de Médecine de Paris &c. comme un faible gage du respectueux attachement de l'auteur.

ESSAI

SUR

LE CATARRHE DE L'OREILLE.

DE L'IMPRIMERIE DE MORONVAL,

ESSAI

SUR

LE CATARRHE DE L'OREILLE,

PAR M. ALARD,

Docteur en Médecine de l'Ecole de Paris; Médecin adjoint du quatrième Dispensaire ; et Membre de la Société médicale d'Emulation de la même ville.

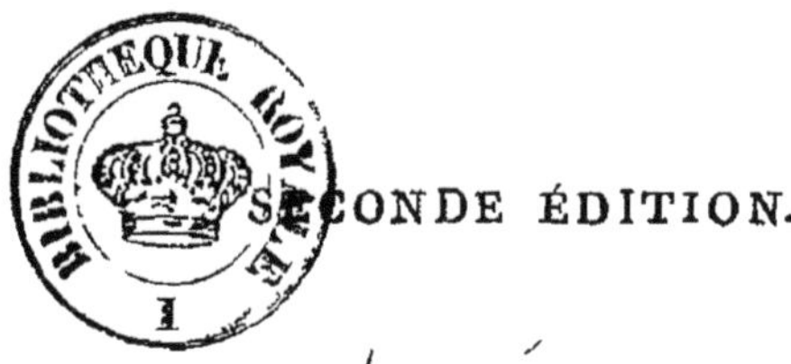

SECONDE ÉDITION.

A PARIS,

CHEZ GABON ET Cᵉ, LIBRAIRES, PLACE DE L'ÉCOLE DE MÉDECINE, N°. 2.

1807.

ESSAI

SUR

LE CATARRHE DE L'OREILLE.

Le catarrhe de l'oreille n'a pas été jusqu'à présent, pour la plupart des médecins, un sujet de méditations profondes et de recherches suivies, quoique cependant il présente le plus grand intérêt, et mérite une attention particulière.

En effet, cette phlegmasie a d'intimes liaisons avec un grand nombre de phénomènes de l'économie : quelquefois elle est la suite d'une menstruation arrêtée, ou de la suppression d'un flux hémorroidal : on l'a vue servir de crise à une maladie aiguë : elle produit sur l'organe qu'elle affecte des douleurs intolérables : l'écoulement qui en est la suite prend aisément le caractère chronique, et sa brusque et prompte suppression produit les accidens les plus graves, et souvent même la mort; il m'a donc paru très-important de faire connaître cette maladie, et de donner quelques préceptes sur le traitement qui lui convient.

D'un autre coté, les auteurs désignent le catarrhe de l'oreille sous tant de noms différens, qu'il est aisé de voir qu'ils n'en ont qu'une idée très-imparfaite. Ils vont même jusqu'à faire plusieurs maladies des périodes que celle-ci parcourt. Ainsi, l'on trouve dans leurs ouvrages, l'*otalgie*, l'*abcès des oreilles*, l'*otorrhée*, le *relâchement de la membrane du tympan*, la *dureté de l'ouïe*, la *surdité*; et s'ils emploient quelquefois le terme de catarrhe, ce n'est presque jamais dans l'acception stricte qu'on doit lui donner. Ces considérations suffisent pour justifier mon travail.

§. Ier.

Afin de parvenir à mieux faire connaître cette affection, je tracerai rapidement quelques préliminaires anatomiques et physiologiques, dont je crois indispensable de se pénétrer avant d'aller plus loin.

1°. *Détails anatomiques*. L'organe de l'ouïe est composé de deux parties principales, distinctes l'une de l'autre par la position et par les usages : l'une est l'oreille externe, l'autre l'oreille interne. La première réunit les rayons sonores que la seconde est chargée de percevoir. Le pavillon et le conduit auditif composent l'oreille externe; et la réunion du tympan, du labyrinthe et de leurs nombreuses dépendances, constitue l'oreille interne.

Sans entrer dans des détails inutiles à mon sujet, je passe au conduit auditif, et je me borne à considérer la membrane qui le revêt. C'est un prolongement de la peau recouvert d'un duvet très-léger. Il perd sa blancheur à mesure qu'il approche du fond de ce conduit, et il est garni de petits corps glanduleux pour la sécrétion du cérumen. Ce prolongement n'ayant, à proprement parler, ni le caractère muqueux, ni le dermoïde, semble tenir un état moyen, être une espèce de passage de l'un à l'autre de ces systèmes. Néanmoins l'inflammation développe sur lui les mêmes phénomènes que sur les membranes muqueuses.

L'oreille externe est séparée de l'interne par une cloison mince, transparente, d'une sécheresse remarquable, adhérente, dans toute l'étendue de son bord, à la paroi osseuse du conduit auditif, fournissant chez le fœtus un prolongement de nature fibreuse qui forme la paroi inferieure de ce conduit. Cette membrane n'offre aucune trace de vaisseaux sanguins; cependant, par l'effet de certaines inflammations, le sang remplit ses vaisseaux propres.

La cavité du tympan, d'une forme irrégulière, n'a, dans l'état naturel, qu'une ouverture qui communique à l'extérieur; c'est le conduit d'Eustache. Le trou ovale et le trou rond que l'on remarque sur le squelette, sont fermés pendant la vie, et ne laissent passer que les sons du tympan au labyrinthe. La membrane qui revêt les parois de cette cavité et celles de la trompe d'Eustache sont d'une couleur pâle, d'une texture fine et peu serrée chez l'adulte, d'un aspect rouge et pulpeux chez le fœtus. Elle sécrète une humeur muqueuse qui lubrifie continuellement sa surface, et tombe dans l'œsophage par le canal de la trompe. On voit cette membrane se continuer avec l'œsophagienne, qui elle-même a des connexions avec le système muqueux buccal, nasal, etc.

Si sa ténuité, et sa couleur blanchâtre chez l'adulte, bien éloignée de cette belle couleur rouge que présentent la plupart des surfaces muqueuses, nous portaient à douter de leur identité, l'examen de ses qualités sensibles, la comparaison de son état dans les différens âges, les phénomènes qu'elle présente en maladie, fixeraient bientôt nos idées, et convertiraient en certitude le doute qui nous aurait fait hésiter.

Enfin le labyrinthe, formé du limaçon, des trois canaux demi-circulaires et du vestibule, hermétiquement fermé dans l'état sain, est tapissé par une sorte de périoste extrêmement mince, mais qui diffère néanmoins des organes fibreux, par la propriété qu'il a de séparer du sang un fluide limpide et transparent. Ce fluide remplit continuellement les cavités sinueuses qui le renferment : on ne reconnaît point d'issue pour son écoulement.

2°. *Considérations physiologiques.* Bichat détermina d'une manière précise les limites de chaque système de membranes; il décrivit la manière dont ces dernières se comportaient soit en santé, soit en maladie, et prouva que les muqueuses sont composées de trois feuillets : l'épiderme, le corps papillaire, et le chorion; qu'elles se trouvent par-tout où doit séjourner un corps étranger; qu'elles sont douées d'une grande sensibilité, susceptible toutefois de s'émousser par l'habitude; qu'elles ont la propriété de sécréter une humeur qui les lubrifie continuellement sans qu'elles puissent jamais l'absorber, d'où dérive la nécessité que son écoulement soit toujours facilité par de certains couloirs, ou par la position ou la construction de l'organe qu'elles tapissent; enfin, que leur inflammation produit une augmentation de sécrétion, ainsi qu'un changement de nature dans la matière de l'écoulement (1). Or, il est

(1) Ce caractère, qui paraît être un des plus essentiels, n'est pas constant. Il y a de certaines phlegmasies des membranes muqueuses qui ne sont nullement caractérisées par une augmentation de sécrétion : le catarrhe suffoquant en

facile de démontrer que tous ces caractères conviennent à la membrane qui est le siége du catarrhe de l'oreille, celle de la cavité du tympan. On a quelquefois trouvé son épaisseur augmentée sur les cadavres qui avaient été affectés de catarrhe chronique, et alors, peut-être, a-t-il été moins difficile de distinguer les trois feuillets qui la composent. Elle est en contact avec l'air qui s'introduit dans l'oreille par l'arrière-bouche. Dans les expériences sur les animaux vivans, on ne peut la toucher sans faire éprouver les plus vives douleurs. Après la déchirure ou la perte totale du tympan, il semble que l'impression trop vive de l'air émousse sa sensibilité, comme il arrive quelquefois aux surfaces muqueuses intestinale et utérine dans de certains renversemens herniaires ou dans les anciennes chutes du vagin et de la matrice. A quelqu'époque de la vie qu'on ouvre la cavité du tympan, on la trouve toujours lubrifiée par un mucus qui sans cesse se renouvelle et qui a son écoulement par la trompe d'Eustache. Si une cause quelconque oblitère ce conduit, cette humeur, au lieu d'être absorbée, comme il arriverait sur une surface séreuse, s'ac-

est un exemple ; tandis que d'un autre côté il n'est pas rare de voir l'inflammation de la peau accompagnée d'un suintement purulent sans excoriation.

cumule et finit par s'ouvrir une issue ou à l'intérieur ou à l'extérieur, d'où l'on a pu croire qu'il arrivait souvent des abcès à l'oreille. La plus légère inflammation produit dans cette cavité un écoulement ordinairement peu sensible, parce qu'il se mêle avec le mucus des narines et de l'arrière-bouche, mais qui devient plus apparent lorsque la maladie acquiert un grand degré d'intensité. Il est donc évident que la membrane qui tapisse la cavité du tympan et la trompe d'Eustache, est de nature muqueuse.

§. II.

Division du catarrhe de l'oreille.

Des légers détails anatomiques dans lesquels je viens d'entrer, il résulte que deux membranes et deux parties distinctes de l'oreille peuvent être le siége du catarrhe. On doit donc le diviser en externe et en interne. L'un, simple dans sa marche, présente toujours la même physionomie; l'autre, sujet à plus de complications, est tantôt un mal passager, et tantôt la cause des plus graves accidens, suivant le siége qu'il occupe dans les cavités de l'organe de l'ouïe. L'âge, le sexe, le tempérament, les écarts dans le régime peuvent modifier cette maladie et puissamment influer sur sa durée;

de là, la distinction de catarrhe aigu et de catarrhe chronique. Le premier, presque toujours le partage de l'enfance et de la jeunesse, n'est pas étranger à l'homme fait; le second, plus répandu sur tous les âges, s'attache particulièrement aux vieillards, qui ne peuvent s'en garantir. L'atonie de la membrane interne de l'oreille provenant de l'épuisement des forces de la vie, produit chez eux cette infirmité qui rétrécit, en quelque sorte, notre existence, et borne chaque jour le domaine de nos sens.

§. III.

Causes du Catarrhe de l'oreille.

On reconnaît pour causes du catarrhe de l'oreille, les variations brusques de l'atmosphère, sur-tout le passage du chaud au froid, ou de la sécheresse à l'humidité; la fraîcheur des nuits, les saisons humides, quelle que soit leur température; l'influence des vents du sud; la suppression de quelque évacuation habituelle; la crise de quelques maladies aiguës; des métastases inattendues; la présence d'un corps irritant dans l'oreille, et l'imprudente application de certains remèdes huileux ou spiritueux : les écarts dans le régime contribuent aussi à favoriser la dégénération du catarrhe aigu en chronique.

L'action de ces causes étant plus ou moins

forte, se développant sur des individus plus ou moins disposés, produit le même genre de maladies, mais donne lieu à des espèces dans le détail desquelles nous allons entrer.

§. IV.

Catarrhe externe aigu.

Des douleurs peu vives dans le méat auditif, un petit bourdonnement, ou quelques tintemens précèdent d'un jour l'écoulement d'une matière d'abord ténue et roussâtre, qui bientôt acquiert une consistance puriforme, et va toujours en épaississant jusqu'à la fin de la maladie, époque à laquelle elle ne diffère du cérumen que par une couleur blanchâtre qui se perd insensiblement. Cette légère indisposition est sujette à varier suivant les individus; elle est plus douloureuse pour les jeunes gens que pour les personnes d'un âge mûr, et ne fait le plus souvent ressentir qu'une légère douleur de tension dans le méat auditif et sur les parties adjacentes. Moins incommode par le mal qu'elle fait éprouver que par sa durée, elle parcourt ordinairement une période de quinze jours. Pendant son cours, l'ouïe est affaiblie par l'accumulation des mucosités et par le gonflement de la membrane affectée. Il arrive quelquefois que la dépravation de la matière de l'écoulement, ou la malpropreté du malade, propage l'inflammation jusqu'au pavillon de l'oreille. Ce cas, quoique plus douloureux que le précédent, ne change rien à la nature de la maladie, et l'on peut, avec des moyens fort simples, rétablir les choses dans leur état naturel.

Observation Iere. — Un tapissier âgé de trente-huit à quarante ans, travaillait, l'hiver de 1802, dans un atelier qu'un poêle échauffait jour et nuit. Continuellement nu-tête, il fut obligé, pour surveiller quelques ouvriers, de sortir un jour, à différentes fois, dans une petite cour voisine. Rentré chez lui le soir, il se plaignit de quelques douleurs vagues à la tête, et d'une certaine roideur dans les muscles du cou. Ce malaise avait disparu le lendemain; le malade éprouvait seulement dans les oreilles quelques démangeaisons incommodes: c'était involontairement qu'à chaque instant il y portait les mains : l'oreille gauche sur-tout l'incommodait fort. On vit dans l'après-dînée un suintement qui augmenta pendant la nuit. Le matin, le canal auditif était rempli d'une matière semblable à du petit-lait, mais d'une consistance un peu plus visqueuse. La membrane qui le tapisse était rouge et enflammée: l'inflammation se bornait à la conque; une tension douloureuse occupait enfin la totalité du pavillon.

Les choses restèrent dans cet état trois ou quatre jours, pendant lesquels l'écoulement augmenta de plus en plus. L'éréthisme alors cessa, la matière prit un peu de consistance, en même tems qu'elle devint moins abondante ; et au bout de quatorze jours, il ne resta plus que la sécrétion d'une humeur semblable au cérumen par l'épaisseur et la quantité, mais d'une couleur de lait caillé.

La série de symptômes que je viens de décrire s'est présentée à peu près de la même manière sur l'une et l'autre oreille. Il est sur-tout remarquable que, si une cause quelconque arrêtait l'écoulement à droite, il subissait presque tout à coup une augmentation proportionnée à gauche, *et vice versâ* (1).

(1) Ces exemples de sympathies muqueuses ne sont pas rares; il en est qui sont faits pour étonner. Par quelle merveilleuse voie l'inflammation d'un œil se porte-t-elle, presque tout à coup, sur celui du côté opposé ? Comment expliquer le transport subit de l'écoulement de l'urètre qui vient aussi prompt que la foudre frapper de cécité le malade imprudent qui l'a répercuté ? Comment concevoir l'observation rapportée par Plater, livre 3, page 735 ?

Une fille âgée de treize ans avait une maladie de vessie qui procurait une surabondance d'urine. On arrêta cette évacuation, et aussitôt l'oreille droite se mit à fluer copieusement. Les diurétiques ayant rappelé les urines, supprimèrent

Observation IIe. Un enfant de treize ans avait, à des époques éloignées, quelques petites douleurs dans le canal auditif du côté gauche, accompagnées toujours, et quelquefois même précédées d'une dureté d'ouïe qui le gênait beaucoup dans ses études. Un écoulement plus ou moins long était le principal symptôme de la maladie, et tout rentrait dans l'ordre dans l'espace de quinze à vingt jours.

Les parens, frappés de la fréquence de ces légères indispositions, s'inquiétèrent, consultèrent, et par l'avis d'une bonne-femme, à la première rechute, appliquèrent sur l'oreille de leur fils une compresse trempée dans de l'eau de Goulard de leur façon. Ce remède produisit un effet bien éloigné de celui qu'ils attendoient. L'enfant ne dormit pas de la nuit ; le matin, il avoit ôté son bonnet qu'il ne pouvoit plus supporter ; l'oreille étoit rouge, tendue, douloureuse ; il ressentait dans l'intérieur un bourdonnement semblable

l'écoulement de l'oreille. Ce mouvement alternatif de la vessie à l'oreille se renouvela deux ou trois fois, après quoi la santé se rétablit.

Cette observation ne contient rien d'aussi terrible que celles des ophthalmies siphilitiques; mais en faisant connaître un écoulement fort singulier de l'oreille, elle concourt à prouver que le jeu des sympathies est encore bien éloigné de la portée de notre esprit.

au bruit d'une roue se mouvant avec une vitesse extrême. L'écoulement étoit totalement supprimé, la tête et les muscles du cou du même côté lui faisaient assez de mal pour qu'il s'en plaignît au moindre mouvement. Un léger accès de fièvre le soir, donnoit au malade un abattement qui alarma ses trop crédules parens. Ils mandèrent leur médecin. Un cataplasme émollient sur l'oreille, et le régime convènable en pareil cas, firent bientôt cesser les accidens. Il s'établit un suintement purulent sur toute la surface du pavillon, en particulier dans les divers enfoncemens qu'on y remarque; le malade resta sourd plus long-tems que dans les précédentes fois, et le parfait rétablissement n'arriva guère qu'au bout d'un mois.

Dans la suite, en observant attentivement les oreilles de cet enfant, on découvrit que ces fréquentes inflammations provenaient d'une disposition singulière du cérumen qui s'altérait après un certain séjour dans le canal auditif. Il irritait ce canal par sa présence, peut-être aussi par l'espèce de décomposition qu'il subissait chez cet individu, et produisait un catarrhe dont le flux entraînait sa cause au dehors. On évita, depuis, cette maladie par une grande propreté. Il est vrai de dire que cette oreille a toujours conservé par la suite une plus grande sensibilité que celle du côté opposé, et qu'aujourd'hui encore, on a besoin de beaucoup de précautions pour la maintenir dans son intégrité.

Je puiserai dans Fabrice de Hilden, un exemple dans lequel une application irritante a eu des conséquences beaucoup plus fâcheuses que dans le précédent.

*Observation III*ᵉ. Une fille âgée de huit ans, née d'une mère sourde, avait les oreilles d'une grande délicatesse : elle y eut une fluxion. On la mit entre les mains d'un charlatan. Celui-ci injecta une liqueur huileuse qui produisit une douleur incroyable. La douleur s'accrut rapidement : bientôt survinrent l'inflammation, la fièvre, le délire, en un mot les symptômes les plus graves. On fit venir un médecin qui calma tous ces accidens par l'usage d'un régime convenable. Mais la surdité devint plus grande de jour en jour, et à l'âge de vingt-quatre ans, le bruit le plus considérable ne faisait pas tressaillir cette jeune personne. (*Cent.* 5 ; *Obs.* 25.)

§. V.

Catarrhe externe chronique.

Le catarrhe externe chronique n'est autre chose qu'un écoulement sans douleur prenant sa source dans la membrane qui tapisse le conduit auditif ;

il est accompagné de dureté d'ouïe et de tintement. Cet écoulement est plus ou moins abondant, plus ou moins visqueux, suivant les variations de l'atmosphère : il augmente et devient plus fluide par un tems sec : il épaissit et diminue par un tems humide. On l'observe presque toujours chez les vieillards et les sujets d'une constitution foible. Il paroît être chez les enfans une évacuation salutaire, si l'on doit en juger par les accidens qui arrivent lorsqu'on le supprime inconsidérément : la nature suffit à cette époque pour opérer sa guérison.

La négligence entre souvent pour beaucoup dans la détermination vicieuse que prend chez certains individus la membrane devenue le siége de cette maladie. Trop peu incommodés d'une sécrétion à peine douloureuse, les malades s'exposent continuellement aux intempéries capables de l'entretenir, et, faute de quelques légères précautions, prolongent la durée d'un écoulement qui devient, au bout de quelque tems, habituel, et ne cesse plus avec la cause qui l'a fait naître.

Néanmoins, il est des êtres faibles et valétudinaires, d'une constitution molle et lâche, exposés à de fréquentes altérations des membranes muqueuses, sans que leur conduite puisse justifier le moindre reproche d'imprudence.

Observation IVe. Un littérateur âgé de trente-sept ans, très-appliqué à l'étude, d'une faible constitution, sujet aux embarras gastriques et aux dyssenteries, eut l'oreille bouchée par du cérumen durci et presque pierreux. La surdité qui en résultait, lui fit avoir recours à l'extraction. L'opération finie, l'ouïe fut rétablie dans toute son intégrité; mais le canal auditif rendit une humeur roussâtre, semblable à de la lymphe. Le chirurgien combattit ce symptôme par l'injection d'une certaine liqueur spiritueuse. Elle occasionna une ardeur si vive, que l'oreille fut long-tems dans la stupeur. Enfin, l'écoulement reparut, devint copieux, et l'ouïe se rétablit entièrement. Quels qu'aient été, depuis, les remèdes administrés dans le cours de plusieurs années, ils ne pûrent arrêter cette sécrétion muqueuse : au contraire, le côté droit, qui jusqu'alors n'avoit rien éprouvé, ne tarda pas à rendre abondamment une matière purulente et jaune qui produisit, par son séjour, de la démangeaison et de la douleur dans le canal auditif. Cette maladie suivait les variations de l'atmosphère : pendant la saison froide et humide, l'oreille externe paraissait obstruée par une matière épaisse et peu abondante, et l'ouïe était dure ; au contraire, le malade entendait bien, et l'écoulement augmentait, lorsqu'il régnait dans l'air une certaine sécheresse, et que le ciel était pur et serein. (*Hoff. consult. et resp. cent.* 1, *consult.* 40.)

Observation V^e. Une femme très-sensible passa la plus grande partie de son jeune âge dans les chagrins de toute espèce, et dans l'agitation violente des passions qu'elle cherchait continuellement à combattre et à réprimer. Sa première menstruation fut très-laborieuse, et ne s'effectua qu'après dix-huit mois de chlorose. A cette époque, elle éprouva une déviation de l'épine avec un dépôt dans l'aine.

De dix-huit à vingt-huit ans, elle vécut sédentairement, et traîna sa faible existence dans les chagrins. Elle ressentait souvent au sinciput un froid glacial qui rendait cette partie douloureuse au toucher, et qui se dissipait par une application chaude. Elle avait la tête faible, lourde; l'ouïe un peu dure; les yeux larmoyans; la moindre occupation qu'exige une conversation la fatigait au point de la faire tomber dans l'accablement. Le même effet avait lieu par une émotion, quelque peu vive qu'elle fût. Une promenade au grand air lui donnait une vigueur qui ne lui était pas ordinaire.

A l'âge de trente ans, elle se maria et se couvrit la tête plus chaudement qu'elle ne faisait. Cette nouvelle habitude fit disparaître le froid du sinciput; mais à trente ans et demi la malade éprouva dans l'oreille droite quelques tintemens qui furent suivis d'un écoulement. Depuis quinze mois cette oreille rend sans cesse une matière puriforme plus abondante la nuit que le jour. La malade y éprouve du soulagement par l'application d'une chaleur sèche. Elle fait même sortir la matière en plus grande quantité, en exposant sa tête à la douce influence des rayons du soleil.

Il y a quelque tems, qu'ayant oublié d'y mettre du coton, l'impression trop vive du froid supprima l'écoulement. Le lendemain, céphalalgie, vertiges, dureté d'ouïe, élancemens et bourdonnemens ; petit mouvement de fièvre le soir. Ces symptômes persistèrent ainsi trois jours, au bout desquels l'écoulement reparut un peu avec un léger soulagement. Le surlendemain, il sortit de l'oreille, avec à peu près la valeur d'un dé de sang, un petit cylindre d'une matière assez consistante, d'un gris-blanc tacheté de noir, et tout se rétablit comme avant cet accident.

Quoique dans cet exemple le système nerveux soit la cause la plus puissante des désordres généraux qu'on a remarqués, il ne faut cependant pas lui attribuer directement les symptômes que la malade a éprouvés à l'oreille. La crainte, l'abandon, la misère portent leur influence délétère sur le physique comme sur le moral ; en détruisant les ressorts de l'ame, les chagrins qui les accompagnent donnent aux fibres une laxité, à leurs tissus une mollesse qui se manifestent par la flaccidité des chairs : alors, il est vrai, tout est disposé favorablement pour donner aux nerfs une grande mobilité ; alors la moindre cause produit sur eux mille effets variés qui se déguisent souvent à nos yeux par une foule d'anomalies ; mais on conviendra sans peine que pour être d'une constitution nerveuse, on n'est pas toujours affecté des maladies propres à ce système ; et c'est le cas de la femme dont il s'agit.

Le séjour trop prolongé de la matière de l'écoulement dans le méat auditif, peut lui faire contracter un caractère d'âcreté tel, qu'il agisse sur la membrane du tympan, la détériore et la détruise entièrement. Fabrice de Hilden m'en fournit un exemple.

*Observation IV*e. Une femme âgée de vingt-cinq ans avait, depuis son enfance, un écoulement par l'oreille ; le pus séjournait continuellement dans le méat auditif. Un jour en faisant le pansement, le chirurgien entraîna au dehors un fragment cartilagineux à moitié putréfié. Aussitôt la malade put, en fermant le nez et la bouche, faire sortir l'air par l'oreille, de manière à expulser une plume ou un fétu, ou à produire des bulles dans le pus. Ce qui est digne d'admiration, s'écrie Hilden, c'est qu'un tel accident n'affaiblit presque pas l'ouïe. (*Fabric. de Hild. cent.* 3, *obs.* 2.)

Il est de la dernière importance de ne s'exposer

jamais à l'influence des causes qui peuvent supprimer le catarrhe chronique.

Les anciens, et après eux Duverney, ont fort bien observé que de pareilles suppressions étaient toujours suivies ou de convulsions, ou d'épilepsie, ou même de la mort. Les faits suivans confirment cette vérité, et démontrent l'importance du précepte qu'elle donne lieu d'établir.

Observation VIIe. Stalpart cite un Vénitien chez lequel on fit cesser un ancien écoulement qu'il avait à l'oreille : la mort s'ensuivit aussitôt. (*Bart. comm. ad Avicen.*)

Observation VIIIe. Un homme âgé de soixante-cinq ans, d'un tempérament replet et sanguin, eut pendant vingt-cinq ans une *suppuration* considérable par le conduit auditif. Il jouissait d'ailleurs d'une parfaite santé. Cette suppuration s'étant arrêtée, il mourut d'apoplexie dans les vingt-quatre heures. (*Duverney*, *traité de l'ouïe.*)

Observation IXe. Un procureur de Paris avait depuis long-tems une oreille qui fluait copieusement : le froid ayant répercuté cette humeur, il survint une inflammation intense qui donna lieu aux accidens les plus graves, et fit enfin périr cet infortuné.

De pareils événemens nous instruisent de l'attention que nous devons mettre à guérir ces maladies lorsqu'elles sont encore récentes, et combien il importe de combattre la tendance qu'elles ont à devenir chroniques. Presque toujours négligées dans leur origine, elles ne présentent, après une longue durée, qu'une maladie dont on ignore la véritable nature, et contre laquelle on ne peut trouver de remède efficace.

§. VI.

Catarrhe interne aigu.

Une fluxion dans les oreilles, dit Hippocrate, *occasionne des douleurs violentes qui s'accroissent et persistent jusqu'à ce qu'il y ait fistule : l'écoulement établi, les douleurs cessent* (1). Ce peu de mots renferme la description succincte du catarrhe interne aigu de l'oreille, dont nous allons nous occuper dans ce paragraphe.

Il faut seulement remarquer, ainsi que je l'ai dit plus haut, qu'il acquiert différens degrés d'intensité, suivant le point qu'il occupe sur la membrane de la cavité du tympan et de la trompe, et que les signes décrits par Hippocrate, ne se pré-

(1) Quum verò in aures fluxerit (pituita), primùm dolores exhibet, violenter enim procedit : dolorem autem exhibet donec in fistulam redactus fuerit. Ubi autem fluere consueverit, non ampliùs dolorem facit. Hippocrate, *de locis in Homin.*

sentent que si la totalité de cette surface muqueuse est enflammée. Le mal peut, aussi dans ce seul cas, devenir dangereux, et occasionner des suites funestes; tandis que si l'affection n'est que partielle elle donne quelquefois lieu à des phénomènes si peu sensibles, qu'ils échappent à l'œil du médecin, et même à l'inquiète attention des malades.

Lorsque l'inflammation se borne à la cavité du tympan, elle produit une légère inflammation qui se fait à peine remarquer par quelques tintemens, quelques élancemens obscurs et un petit sentiment de tension que le malade supporte sans incommodité. Dans cet état, la maladie fixe peu l'attention; mais le plus souvent elle se propage de la cavité du tympan jusqu'à la trompe d'Eustache, et devient alors plus manifeste. Il est facile de prévoir lorsqu'elle doit se déplacer ainsi. Dans ce cas, dès l'invasion, les douleurs sont bien plus vives qu'elles ne le seraient, si cette phlegmasie devait naître et s'éteindre dans le tympan. Quoi qu'il en soit, il arrive alors : douleur aiguë qui va de l'intérieur de l'oreille à la gorge, gêne dans les mouvemens de rotation du cou, difficulté d'avaler, c'est-à-dire sentiment d'érosion produit par les alimens du côté affecté; sensation douloureuse dans l'oreille par le moindre effort pour tousser, se moucher ou éternuer; dureté d'ouïe ou surdité, principalement vers la fin de la maladie; quelquefois enchifrenement; d'autres fois toux sèche et fréquente; douleur de tête, et mouvement de fièvre le soir. Bientôt tous ces accidens diminuent, excepté la dureté d'ouïe qui, lorsqu'elle a lieu, va toujours croissant jusqu'au quinzième ou vingtième jour. A cette époque, elle disparaît ordinairement d'elle-même, à moins que quelque cause particulière ne fasse prendre au catarrhe le caractère chronique.

Observation X. Mademoiselle*** avait l'habitude de travailler, pendant l'été de 1802, auprès d'une porte vitrée qui donnait sur un jardin. Vers les premiers jours de l'automne, le vent changea tout à coup, se tourna de l'est au sud-ouest, le ciel se couvrit de nuages et l'atmosphère s'imprégna d'une grande humidité. Cependant, comme la chaleur se trouvait peu diminuée, et que le tems était au contraire ce que l'on nomme vulgairement lourd, Mademoiselle*** se tint toute la journée en corset et les bras simplement revêtus d'une toile fine et légère. Le lendemain, elle ressentit dans l'intérieur de l'oreille gauche (celle qui se trouvait du côté du jardin) une tension douloureuse qui occasionnait un sentiment pénible d'inquiétude, sans qu'il fût porté jusqu'à la douleur, proprement dit; l'organe semblait éprouver un étourdissement, si je puis m'exprimer ainsi.

Le second jour, ce n'était plus ce sentiment vague de tension et d'engourdissement, mais des élancemens très-vifs que la malade comparait à ceux que l'on ressent pendant la formation d'un abcès. — Le troisième jour, il y eut un peu d'amendement. — Le quatrième, les douleurs lancinantes avaient bien disparu, mais l'oreille était revenue dans le même état qu'à l'époque de l'invasion; et cette fois, la tension douloureuse se propageait jusque dans la gorge.

Le lendemain, céphalalgie, roideur des muscles de la partie postérieure de la tête; douleur aiguë, suivant la direction du canal d'Eustache, et gênant les mouvemens de rotation du cou, comme si une aiguille à deux tranchans les arrêtait par sa présence; enfin, sentiment d'érosion produit par chaque déglutition au côté gauche du pharynx.

Les jours suivans, l'inflammation se porta sur l'arrière-bouche et les bronches; mais, quoique l'oreille ne fût plus douloureuse, elle ne cessa néanmoins de faire éprouver quelques élancemens, et une certaine confusion dans la perception des sons, qu'au bout de quatorze ou quinze jours.

Jusqu'ici nous n'avons considéré que des lésions partielles de l'oreille; les altérations de cet organe ont paru se resserrer dans de certaines limites tracées par les différentes parties de cette cavité. Cette limitation, rare dans l'enfance, peut être fréquemment observée chez l'adulte. Ainsi l'on voit chez des hommes faits, le catarrhe se communiquer du tympan à la trompe, et de cette dernière au tympan, et ces deux parties n'être simultanément affectées que dans les épidémies catarrhales qui influent sur tout le système muqueux. Examinons maintenant ce qui arrive lorsque cet organe est affecté en totalité.

Chez les enfans, l'invasion du catarrhe de l'oreille est peu ou point marquée. Ces êtres faibles et délicats n'ont que des pleurs pour se faire entendre; et ce n'est qu'à mesure que l'on approche de la puberté, que les signes précurseurs sont mieux observés, sans doute parce que le malade sait mieux les désigner, et qu'il peut mieux signaler le mal qui est prêt à éclater. Ce n'est donc qu'à cette époque que l'on peut observer le début de cette maladie, et voir se développer l'appareil de symptômes dont suit la description. D'abord, tension douloureuse dans l'oreille et la gorge, roideur dans les muscles de la tête du côté affecté, malaise en tournant le cou, sécheresse extrême du nez et de l'arrière-bouche, céphalalgie, tintemens ; bientôt exaspération de tous les symptômes, élancemens qui partent du tympan et vont au pharynx ; ouïe fausse ou trop tendre, correspondance douloureuse de toutes les parties de la tête; enfin douleurs atroces dans le tympan, fièvre, insomnie, délire, quelquefois frénésie, attaque d'épilepsie et la mort (1). Mais le plus communément, une explosion subite d'une matière fétide et abondante par le méat auditif, ou par la gorge, fait tout à coup cesser les accidens, et l'ordre se rétablit dans les fonctions. La dureté d'ouïe commence alors, et si l'écoulement est extérieur, on le voit se prolonger quinze ou vingt jours; la matière qu'il fournit devient de plus en plus épaisse à mesure qu'elle diminue de quantité, et si le sujet est bien conformé, et que rien ne vienne altérer la marche naturelle, tout cesse à l'époque précédemment fixée. Cette maladie avait été vaguement désignée jusqu'à ce jour sous les noms d'*otalgie*, d'*abcès des oreilles*, *etc.*

Le délire, les convulsions, l'épilepsie, et tous les symptômes nerveux qui se manifestent ici sont d'autant plus remarquables que, par-tout ailleurs, à quelque degré que parvienne l'inflammation des membranes muqueuses, jamais on n'observe rien de semblable. Voudrait-on alléguer la ténuité de celle de l'oreille, et sa fixation sur les os, comme devant augmenter sa sensibilité? Certes,

(1) Duverney, traité de l'Ouïe, part. 3, p. 97. — Sauvages, tom. 2, p. 468, édit. in-8°.

ces circonstances y contribuent; mais la membrane des sinus qui est douée de la même organisation, est loin de se comporter dans ses altérations comme paraît le faire celle de la cavité du tympan et de la trompe. Serait-ce la mollesse des nerfs de l'ouïe, ou leur situation dans une cavité osseuse qui produit ces symptômes ? Je conviens encore que ces particularités peuvent en augmenter l'intensité. Mais l'expansion des nerfs optiques présente une pulpe aussi délicate que la portion molle des nerfs acoustiques : les olfactifs d'une extrême ténuité se distribuent sur un organe formé d'un grand nombre de cavités osseuses, et jamais on n'observe rien de semblable dans les maladies des yeux et des narines.

J'ai été à portée de suivre les progrès d'un polype qui faisait les plus grands ravages dans les fosses nasales. Les compressions, les distensions, les tiraillemens qu'il exerçait sur la membrane des sinus frontaux, mastoïdiens et de toute la cavité du nez, le désordre qu'il produisait dans les orbites dont il avait chassé le globe de l'œil, faisaient éprouver au malade les douleurs les plus intolérables. Jamais cependant aucun symptôme nerveux ne s'est présenté; toutes les lésions sympathiques se sont passées dans le système muqueux. Le poumon et les intestins sont devenus le siége, l'un d'un catarrhe chronique qui a beaucoup ajouté aux tourmens du malade, les autres de fréquentes dyssenteries qui l'ont affaibli de jour en jour jusqu'à la fin de sa malheureuse existence.

Si l'on juge par analogie, on sera conduit à admettre que ce n'est pas dans la nature intime de la cavité du tympan et de la trompe qu'il faut chercher la cause de tout ce qu'on voit de particulier dans les phlegmasies de l'oreille. Ne pourrait-on pas trouver l'origine de tous ces accidens dans *l'extension considérable que la matière retenue dans l'oreille fait éprouver à la membrane du tympan* (1)? En effet, on est maintenant d'accord sur la nature fibreuse de cette partie, et Bichat a reconnu qu'une des propriétés du système fibreux était de ne manifester de sensibilité de relation qu'au moyen d'une extension, quelque faible qu'elle fût. Lorsque l'inflammation, en même tems qu'elle obstrue la trompe par le gonflement de sa membrane, produit une augmentation de sécrétion dans le tympan, il arrive que le mucus accumulé fait effort de toutes parts contre les parois de cette cavité. La membrane du tympan

(1) Il est essentiel, pour l'intelligence de ce passage, de se rappeler la différence qui existe entre la membrane *de la cavité* du tympan, et la membrane *du tympan*. La première, de nature muqueuse, tapisse les cavités du tympan et de la trompe; la deuxième, de nature fibreuse, sépare l'oreille interne de l'oreille externe.

éprouve alors une extension de plus en plus considérable, et les phénomènes qui arrivent manifestent d'une manière éclatante l'identité que sa structure a fait établir. Mon opinion se fonde sur des observations qui se lient à mon sujet, et que je vais rapporter.

Observation XIIe. Une fille âgée de dix ans s'introduisit dans l'oreille gauche un globule de verre de la grosseur d'un pois. On fit pour le retirer plusieurs tentatives infructueuses : on ne réussit qu'à l'enfoncer plus avant.

La malade fut d'abord tourmentée de douleurs continues dans l'oreille. Elles s'appaisèrent; mais tout ce côté de la tête jusqu'à la suture sagittale la faisait souffrir nuit et jour. Ces accidens augmentaient ordinairement avec le froid et l'humidité : durant les tems pluvieux d'automne, les douleurs devenaient atroces. Dans la suite, cette fille éprouva un léger engourdissement dans le bras gauche, puis dans la main, puis dans la cuisse, puis enfin dans tout le côté. Cet engourdissement se changea bientôt en douleurs cruelles, sur-tout la nuit et par un tems froid et humide. Elle avait une toux sèche qui persistait depuis son accident. Les règles éprouvèrent du retard et des dérangemens. Au bout de quatre ou cinq ans elle eut des attaques d'épilepsie, et le bras gauche s'atrophia. Ces symptômes cédèrent à l'extraction du globule de verre. (*Fabric. de Hild. Cent.* 1, *Obs.* 4.)

Cette observation n'est pas l'histoire d'un catarrhe ; mais je l'ai rapportée pour faire voir qu'un corps étranger agissait en dehors du tympan comme le faisait en dedans l'humeur que renferme cette cavité dans certaines phlegmasies de sa membrane propre. C'est *une cause purement mécanique, qui, dans l'un et l'autre cas, distend une membrane fibreuse.* La cause ôtée, ou cette dernière percée, tous les phénomènes qui résultent de son mode de sensibilité cessent aussitôt.

On doit néanmoins se garder de penser que dans le catarrhe de l'oreille les symptômes arrivent toujours au degré d'intensité que nous avons décrit. Le plus souvent au contraire les souffrances sont vives ; il y a de la fièvre et même du délire ; mais non des convulsions, l'épilepsie, la frénésie, etc. Lorsque ce dernier accident arrive, il a plutôt lieu sur des hommes faits que sur des enfans ; tandis que l'épilepsie est plus fréquemment le partage de ces derniers, sur-tout quand le travail de la dentition cause ou complique la phlegmasie de la membrane du tympan et de la trompe.

Observation XIIIe. Une femme, pendant un rhume de poitrine très-violent, fut prise tout à coup d'une douleur aiguë, lancinante et des plus vives dans l'oreille gauche : elle fut pendant douze heures dans un état d'agitation extrême ; au bout de ce tems il sortit de l'oreille une humeur mêlée d'une grande quantité de sang. Tout fut à l'instant calmé, et la malade dormit bien. Le lendemain elle éprouvait encore un sentiment d'engourdissement dans tout le côté gauche de la tête, et dans l'oreille un bourdonnement incommode. L'écoulement ne fut extérieur que les premiers jours ; mais la dureté d'ouïe, le bourdonnement, le sentiment douloureux produit par l'éternuement, la toux, etc. durèrent plus long-tems : la guérison ne fut complète qu'au bout de quinze jours.

Observation XIVe. Une fille âgée de neuf ans éprouve tous les hivers une *coqueluche* opiniâtre et un écoulement copieux du mucus des narines. Si on le supprime inconsidérément, l'irritation se porte aussitôt sur les oreilles. J'ai été témoin de cette singulière métastase Cette enfant avait, quand je la vis, de violentes quintes de toux, et le nez si plein qu'elle prononçait les *p* comme les *b*. Elle avait beau se moucher, son nez était incontinent rempli. On lui fit prendre la poudre de Saint-Ange, afin, disait-on, de lui dégager le *cerveau :* au lieu de cela, la poitrine se trouva dégagée, et la tête eut un organe de plus d'affecté. L'irritation des bronches cessa, et se porta sur l'oreille gauche, qui devint le siége d'un catarrhe.

Le premier jour, la petite malade ne se plaignit que d'un mal de gorge, et d'une difficulté d'avaler. Elle portait à chaque instant la main à l'oreille où elle éprouvait une démangeaison très-incommode. L'ouïe était peu altérée. Le lendemain, les symptômes avaient acquis plus d'intensité. Les parties internes de l'oreille et toute la partie gauche de la tête étaient si douloureuses, que la malade ne savait plus où rapporter le mal qu'elle ressentait. Vinrent la fièvre, les vertiges, et un léger délire qui se prolongèrent jusque dans la nuit du quatrième jour; et lorsque ses parens effrayés commençaient à se désespérer, une explosion subite d'une matière fétide qui sortit par le méat auditif, vint tout à coup porter le plus grand soulagement. Tous les accidens se calmèrent; et quoique l'écoulement ait duré près de quinze jours, il s'est toujours fait sans douleur, et n'a été incommode que par sa puanteur.

Observation XVe. A*** S***, âgé de 12 ans, a eu, depuis sa naissance, une sensibilité remarquable de la membrane muqueuse de l'oreille. Chacune de ses maladies a été marquée par une lésion sympathique de cette partie, de telle sorte que non seulement la dentition, mais même la petite vérole et la fièvre ataxique, ont été précédées chez lui d'une inflammation plus ou moins grande des oreilles. Il y a trois ans, une prise de manne lui occasionna des coliques atroces qui durèrent près de quarante-huit heures. L'irritation des intestins cessa, même assez promptement; mais presqu'aussitôt il se plaignit d'une douleur insupportable dans l'oreille droite. La douleur devint si violente, que cet enfant, d'ailleurs courageux, se roulait par terre et faisait mille contorsions qui exprimaient ses souffrances. Deux jours se passèrent ainsi : à la fin du second, on lui administra une potion avec le laudanum, qui parvint à l'assoupir. Une quinte de toux le réveilla ; elle dura long-tems, mais il était soulagé. Nul écoulement ne parut au dehors. Les jours suivans, on s'apperçut d'une dureté d'ouïe, et le malade moucha beaucoup plus qu'à l'ordinaire. Sa mère le disait enrhumé du *cerveau* ; mais je n'observai aucun des signes de l'affection de la pituitaire, qui chez lui ne s'est jamais enflammée. Au bout de quinze jours, tout était rétabli.

Depuis cette époque, ce jeune homme a eu plusieurs rechutes du même mal aux oreilles, qui, s'il n'a pas toujours été de la même violence, a du moins toujours été de la même durée. La dernière fois seulement, il a paru vouloir prendre un caractère chronique.

Le catarrhe interne aigu est très-commun chez les enfans, parce que dans les premières années de la vie, les membranes muqueuses sont d'une extrême sensibilité, et que le travail de la dentition appelle vers la tête un surcroît de vie qui dispose tous les organes qu'elle contient à de fréquentes altérations. A l'époque de la puberté, le système sanguin commence à prédominer; les membranes muqueuses deviennent le siége d'une multitude d'hémorragies, sans présenter aussi souvent les inflammations qu'on y observait auparavant. Dans la maturité de l'âge, les catarrhes aigus deviennent et plus rares et beaucoup plus dangereux. Je ne connais pas d'exemple qu'ils aient eu lieu dans la vieillesse.

Les épidémies catarrhales qui ont été caractérisées par une affection générale des membranes muqueuses, n'ont pas plus épargné celle de l'oreille que celles des yeux, du nez, etc. comme on l'a observé dans l'année 1732 : « Les malades étaient fatigués d'insomnies et de vertiges; plusieurs souffraient des maux de tête atroces, accompagnés d'un léger délire : à cela se joignait un tintement d'oreille incommode, et même une douleur aiguë dans le méat auditif, se terminant fréquemment par un abcès à la gorge. » Et dans celle de 1780, « les malades avaient des enchifrenemens avec douleur et pesanteur dans toutes les parties de la tête, au front, aux yeux, aux oreilles. . . Les douleurs d'oreille étaient quelquefois de la dernière violence, cédaient difficilement aux émolliens, et ne s'appaisaient que par l'excrétion abondante d'une sérosité très-fétide. » (Voyez *Saillant, Tableau des Epidémies catarrhales.*) Une demoiselle eut, le mois de février de l'année 1802, une affection générale des membranes muqueuses, dans laquelle l'oreille ne manqua pas de jouer son rôle. L'écoulement qui se faisait par la trompe d'Eustache devint même sensible, parce qu'en tombant dans l'arrière-bouche, il excitait des quintes de toux très-fatigantes pour la malade, et qui retardèrent un peu la guérison.

Après avoir vu le catarrhe interne aigu de l'oreille produire une matière puriforme quelque tems retenue dans la cavité du tympan, et qui en sort enfin avec d'autant plus de force, que la résistance a été plus grande; après avoir vu cette matière s'écouler par la trompe d'Eustache, à mesure que l'éréthisme et l'engorgement diminuent dans la membrane de ce conduit, considérons s'il n'est pas possible qu'elle produise, avant d'être issue, quelques désordres dans un organe incapable de la contenir en si grande quantité. Deux exemples puisés dans Morgagni donnent l'idée de ce qui peut arriver en pareille circonstance.

*Observation XVI*ᵉ. Les suites de la petite vérole, chez un enfant, se portèrent sur l'oreille droite, qui resta sourde, et continua de couler. A l'âge de douze ans, il s'y forma une tumeur. Un chirurgien l'ouvrit, et il en sortit une grande quantité de pus qui paraissait venir de l'intérieur de l'oreille. Quelques heures après, l'enfant eut de telles convulsions, que tout son corps sautait, et qu'il ne pouvait donner de la voix que ce ne fût un cri. Le même jour que se déclarèrent les convulsions, les tégumens incisés devinrent d'une telle sensibilité, que les lèvres de la plaie ne pouvaient supporter le moindre contact. Les jours suivans, quoique le pus continuât de couler, le malade se mit à délirer, et les forces et le pouls s'éteignirent presqu'entièrement; mais tout à coup le délire s'appaisa, le pouls et les forces se rétablirent, l'œil devint bon, et le malade parla. Il continua ainsi jusqu'à l'extrémité, et conserva sa raison jusqu'à la mort.

A l'ouverture du cadavre, on trouva les sinus de la dure-mère et les vaisseaux encéphaliques gorgés de sang. Le ventricule droit ne contenait presque pas de sérosité; le gauche en contenait beaucoup. En soulevant avec attention le corps calleux, on vit le *septum lucidum* déchiré. Cette disposition avait favorisé l'introduction du pus que l'on découvrait dans la cavité de la selle turcique, et que l'on voyait se propager jusquà la moelle de l'épine. Il avait pénétré dans le crâne par la face interne et inférieure de la portion pierreuse du temporal. De là, il s'était épanché entre l'os et la dure-mère, avait rongé celle-ci et la pie-mère à l'endroit où ces membranes enveloppent la partie droite du cervelet, dont la portion supérieure avait une couleur verte, tandis que sa substance profonde présentait à l'œil une couleur brune, et au doigt une dureté extraordinaire. Tout le pus qui séjournait dans le crâne était verdâtre et sans odeur; celui de l'oreille ne sentait pas plus mauvais.

Observation XVIIe. Un jeune homme avait, sur l'apophyse mastoïde du temporal droit, une fistule qui paroissait ancienne. Les fluides qu'on y injectait refluaient par l'oreille voisine, dont il n'était cependant pas sourd. Il entra à l'hôpital pour une fièvre avec délire et somnolence, à laquelle il succomba.

Le crâne ouvert, on trouva les vaisseaux du cerveau gorgés de sang; les ventricules remplis d'une sérosité verdâtre qui, du côté droit, délayait un pus de la même couleur; mais la plus grande partie de ce pus était épanchée entre la dure-mère et l'apophyse pierreuse de l'os des tempes, à la même place que dans l'observation précédente, et s'était ouvert une voie jusqu'aux vertèbres. La cavité du tympan était aussi pleine de pus. La carie s'était propagée jusqu'à l'aqueduc de Fallope et aux canaux demi-circulaires ; elle avait fait une large fente derrière le trou qui donne passage au nerf auditif. La dure-mère couvrait cette fente et paraissait ouverte à la partie qui lui était contiguë ; mais son ouverture était plus petite que celle de l'os carié. (*Morgagni, de causis et sedibus morborum, Epist.* 14.)

Quoique cette histoire ne rende pas compte de la maladie ou de l'accident qui a donné lieu à la fistule dont il y est fait mention, je n'ai pas hésité à la transcrire, parce que l'ouverture du cadavre prouve incontestablement que le principe de tous les désordres qu'on a remarqués dans le crâne était dans l'oreille. Je prévois qu'on pourra m'objecter qu'il est bien prouvé par les deux faits antérieurs, que le principe du mal était dans l'os des tempes ; mais que rien ne prouve que cet os avait été affecté consécutivement à un catarrhe. A cela ; je n'ai rien à répondre. Il est certain qu'aucun indice ne prouve en faveur de ma conjecture dans la seconde observation de Morgagni, et que la première, quoiqu'un peu plus favorable à mon opinion, n'est cependant pas assez concluante pour que je puisse m'en prévaloir. Mais ne peut-on pas penser que, puisqu'en général dans un sujet sain la carie n'a lieu qu'après la dénudation de l'os, l'apophyse pierreuse, presqu'entièrement composée de substance compacte, privée du contact de l'air et de tous les corps extérieurs, n'a pu se carier que par une cause qui a d'abord détruit la membrane dont elle est revêtue, agi ensuite sur sa propre substance, et que cette cause ne peut être que l'humeur muqueuse du tympan, introduite accidentellement dans le labyrinthe ?

§. VIII.

Catarrhe interne chronique.

Le catarrhe interne chronique se présente avec ou sans écoulement. Dans le premier cas, il est toujours la suite du catarrhe aigu, et la matière que l'on rend vient de l'intérieur de l'oreille par l'ouverture de la membrane du tympan devenue fistuleuse : il n'entraîne pas nécessairement la surdité. Dans le second cas, il arrive tantôt à la suite du catarrhe aigu, tantôt et le plus souvent sans en être précédé ; il entraîne toujours la surdité, par l'accumulation de mucosités épaisses qui obstruent le tympan sans pouvoir s'en écouler. Quoique cette espèce ne soit pas douloureuse, comme celle qui vient de nous occuper, elle mérite cependant notre attention, à cause de son extrême incommodité.

On l'observe quelquefois chez les enfans ; mais ordinairement elle afflige les personnes qui ont passé l'âge de quarante à cinquante ans. C'est elle qui cause la plus grande partie des surdités, si répandues dans la société, et que l'on regarde comme incurables. Bien différentes néanmoins de celles qui ont leur cause dans la lésion des nerfs de l'ouïe, ces surdités les laissent toujours dans leur intégrité, et ne font que présenter un obstacle mécanique à la perception des sons. Aussi pourrait-on facilement distinguer ces deux sortes d'affections, si elles étaient les seules qui altérassent les fonctions de l'oreille; mais lorsqu'on est parvenu à s'assurer que les nerfs de cet organe ne sont pas paralysés, rien ne prouve encore que la cause de la surdité soit un catarrhe, et la difficulté consiste à savoir si l'obstacle à l'audition est le produit ou de cette dernière maladie, ou d'un polype, ou de toute autre cause qui peut obstruer la trompe et le tympan.

Les signes rationnels peuvent seuls nous conduire ici dans la recherche de la vérité ; il en est un qui nous fournirait des données certaines, si on l'observait constamment, et s'il n'avait pas quelquefois des nuances très-délicates que les malades ne peuvent pas toujours saisir : je veux parler des variations qu'éprouve la surdité suivant celles qu'on observe soit dans la température, soit dans l'état hygrométrique de l'atmosphère. Chacun sait en effet que ce signe est propre aux affections catarrhales ; et dans le cas dont il s'agit, s'il avait été observé, il deviendrait pour le médecin un point lumineux au milieu d'une nuit obscure. Mais j'ai dit qu'il n'était pas toujours assez sensible pour que les malades y eussent pris garde, et lorsque le catarrhe est devenu ancien, on ne remarque plus qu'il ait lieu. Les considérations sur le tempérament des sujets, l'histoire des maladies qui les affligent, fournissent, dans cette circonstance, des indices satisfaisans, et deviennent un second moyen d'éclaircissement. Il est cependant aisé de voir que si l'on éprouve une grande difficulté à signaler le catarrhe interne chronique-ancien, l'embarras doit être moindre lorsque le mal est dans son principe. C'est aussi à cette époque qu'il faut tenter tous les moyens que l'art peut suggérer pour obtenir sa guérison.

Les signes sensibles du catarrhe interne chronique sont des tintemens, des bourdonnemens dans l'oreille, une dureté d'ouïe opiniâtre, qui augmente par une chaleur humide, diminue par une chaleur sèche, et acquiert tous les ans une plus grande intensité dans les tems pluvieux d'automne et d'hiver. Cette incommodité est sans douleur, ce qui la distingue des polypes ; elle ne détruit pas l'intégrité du nerf auditif, et se trouve quelquefois accompagnée d'écoulement. Dans ce dernier cas, tantôt le malade rend facilement de l'air par l'oreille, tantôt le canal d'Eustache est entièrement fermé.

Il est rare que le catarrhe interne avec écoulement ne soit pas compliqué de catarrhe de l'oreille externe ; le séjour plus ou moins prolongé du pus dans le méat auditif, enflamme la membrane qui le tapisse, de sorte que si la maladic a déjà quelque ancienneté, on reconnaît difficilement l'origine du mal. Néanmoins il peut arriver que l'écoulement ait lieu sans irriter les parties sur lesquelles il passe, et sans qu'il y ait engorgement dans le canal d'Eustache; alors la moindre attention snffit pour se convaincre qu'il prend sa source dans le tympan.

*Observation XVIIIe*. Un *tambour*, âgé de quatorze ans, eut à l'oreille gauche un catarrhe interne aigu qui perça la membrane du tympan. Cinq ou six jours après, l'écoulement était considérable, et le malade avait trouvé qu'en fermant la bouche et le nez, il faisait sortir de l'air par son oreille, de manière à produire des bulles dans le pus qui remplissait le conduit auditif. Bientôt il fit de cette découverte un objet de spéculation. Les autres malades, qui s'amusaient de ses bouffonneries, lui donnaient de l'argent, du pain ou toute autre chose pour l'engager à fumer une pipe, en rendant la fumée par l'oreille. Il répéta si souvent ce petit exercice, qu'il empêcha l'ouverture du tympan de se fermer. Il conserva un écoulement sans douleur qui tous les hivers devenait incommode par sa puanteur et sa quantité. Il était un peu sourd.

Observation XIXe. Dans le mois de novembre de l'année 1803, Madame G***, âgée de trente ans, d'une faible constitution, eut à l'oreille droite un catarrhe interne aigu qui la fit beaucoup souffrir. Le quatrième jour, le prétendu dépôt perça au dehors, et l'on vit sortir du conduit auditif une grande quantité de pus. Dès ce moment les accidens se calmèrent; il ne resta plus que l'écoulement. Il s'est prolongé au delà du terme ordinaire, et persiste encore aujourd'hui. Le séjour de la matière occasionne de tems en tems dans le méat auditif une certaine ardeur et une légère tension dont la malade obtient le soulagement par le moyen d'une injection d'eau de guimauve. Elle n'est que légèrement sourde de cette oreille; elle a sur-tout remarqué qu'elle entendait beaucoup moins le matin en se levant que dans le courant de la journée. Ce symptôme arrive assez fréquemment dans les catarrhes internes chroniques : je l'ai observé chez l'enfant qui fait le sujet de l'observation suivante.

Observation XXe. Dans le printems de 1802, on mena A*** S*** (*Voy*. Obs. 15) au bois de Boulogne. Il était nu-tête, et le soleil dardait déjà ses rayons avec beaucoup de force. A son retour il avait un grand mal de tête, peu d'appétit, et il toussait quelquefois. On fit peu d'attention à ces légers accidens. Les jours suivans, il toussait beaucoup ; mais il ne se plaignait pas, de crainte qu'on ne le forçât au repos le jour d'une certaine fête qui devait bientôt avoir lieu.

Elle ne se fit pas sans lui ; il y prit beaucoup d'exercice, s'exposa à l'ardeur du soleil du midi, à la fraîcheur des soirées de printems, et revint excédé de fatigue, abattu par la fièvre, avec une céphalalgie violente, un enrouement considérable et des quintes fréquentes d'une toux sèche qui achevait de l'accabler. On voulut couper cours à cette maladie, en donnant l'ipécacuanha. Son administration diminua la toux : elle se réduisit bientôt à une quinte par jour, et finit par disparaître entièrement; mais pendant cette convalescence, il survint une dureté d'ouïe qui augmentait en raison inverse de la toux.

La douleur était obscure dans le pharynx; quelquefois même elle ne se faisait sentir que lorsque le malade éternuait ou toussait. La surdité était plus grande le matin que le soir, sans doute parce que les mouvemens de la journée facilitaient l'écoulement du mucus épais que sécrétait la membrane muqueuse de l'intérieur de l'oreille. Cette maladie, qui semblait avoir son siége dans la trompe d'Eustache, avait une tendance chronique. Après avoir résisté près de deux mois à l'usage des bains, des douches, du muriate d'ammoniaque pris intérieurement, elle a cédé à l'application d'un vésicatoire à la nuque.

Observation XXe. Une femme âgée de soixante-neuf ans éprouva, dans le mois d'octobre de l'année 1801, quelques tintemens et une dureté d'ouïe qui augmenta de plus en plus à mesure que le tems devint humide et pluvieux. Cette incommodité était d'autant plus terrible pour cette vieille femme, qu'elle était sur le point de perdre la vue. Elle resta deux ans dans cet état, tantôt plus, tantôt moins sourde, suivant les variations de l'atmosphère. Cependant ses parens, persuadés que la surdité était incurable, négligèrent les oreilles pour ne s'occuper que des yeux. Ils consultèrent un oculiste qui fit appliquer un vésicatoire à la nuque. Les cataractes (il s'en formait une sur chaque œil) n'en furent pas dérangées; mais l'ouïe se rétablit, et depuis la malade n'a pas eu de tintemens, et elle entend fort bien.

§. IX.

TRAITEMENT.

Le catarrhe externe aigu n'a besoin, pour se dissiper, que d'être tenu à une égale et douce chaleur. Il vaut mieux lui laisser parcourir ses périodes, que de troubler sa marche par des remèdes. Dans l'état d'inflammation où se trouve la membrane du méat auditif, l'injection la plus légère devient quelquefois douloureuse, et au lieu de calmer les accidens, elle augmente l'éréthisme. Cependant j'ai mis en usage avec succès l'eau de guimauve, le lait, l'huile d'amandes douces. C'est sur-tout du douzième au quinzième jour que l'art a besoin de venir au secours de la nature, si l'humeur qui sort par l'oreille est toujours claire, ténue, et si elle n'approche pas de la consistance du cérumen. C'est alors qu'une injection légèrement tonique, ou l'application d'un morceau de coton sur lequel on a laissé tomber quelques gouttes d'une liqueur spiritueuse et aromatique, devient nécessaire pour arrêter la tendance au relâchement qui se manifeste. Le plus souvent ces remèdes simples suffisent; mais si le mal leur est rebelle, il faut prendre des moyens plus puissans pour les combattre. En même tems qu'on agit localement sur la partie avec les toniques dont nous venons de parler, on emploie les stimulans sur le systeme muqueux et sur la peau. Cette médecine agissante est nécessaire dans cette circonstance, parce que nous savons qu'une négligence coupable donne au catarrhe externe chronique le tems de se fixer, et qu'une fois cette incommodité devenue habituelle, la prudence nous fait une loi de la respecter. L'expérience nous apprend que le hasard qui la supprime, que le procédé qui la guérit à cette époque entraînent l'un et l'autre des accidens fâcheux et quelquefois même la mort. On doit donc traiter avec beaucoup de circonspection le catarrhe externe chronique ancien, et le protéger plutôt que de l'arrêter inconsidérément.

Une seule circonstance permet au médecin d'agir ; elle lui offre même des ressources contre ce mal léger en apparence, mais cependant très-fâcheux, puisqu'il peut mettre d'un moment à l'autre aux portes du tombeau. C'est le cas où le catarrhe chronique serait survenu à la suite de la suppression de quelqu'évacuation périodique : il est facile de juger qu'en rappelant cette évacuation, on guérit la maladie de l'oreille. Ceci est applicable à toutes les affections catarrhales chroniques de l'organe de l'ouïe. Frédéric Hoffmann a guéri un homme en scarifiant des hémorroïdes, et en y appliquant les sangsues. J'ai cité, p. 11, une fille chez qui l'on faisait cesser l'écoulement de l'oreille en rappelant les urines. Les oreilles d'une femme ont flué pendant six mois à la suite d'une suppression de règles : les règles ayant reparu, l'écoulement purulent des oreilles a cessé de lui-même.

Nous avons vu le catarrhe interne aigu se borner à une partie de la membrane muqueuse de l'oreille, et n'offrir alors qu'une légère incommodité; nous l'avons vu attaquer tout son ensemble, et présenter dans ce dernier cas un appareil de symptômes effrayant, et quelquefois même avoir des suites funestes. Examinons maintenant quel est le traitement applicable à ces deux circonstances.

Lorsque l'inflammation se borne au tympan ou à la trompe, ou qu'elle passe successivement de l'un à l'autre, le mal étant léger, le traitement ne consiste que dans les moyens généraux de régime que l'on emploie pour les autres affections catarrhales; mais si toute la membrane est affectée, l'inflammation, sans être plus grande, occasionne des douleurs atroces par l'extension de la membrane du tympan. L'indication la plus pressante dans ce cas, est de donner une issue à l'humeur qui est retenue et qui cause tout le désordre.

Valsalva a lacéré la membrane du tympan de plusieurs chiens, qu'il a tués quelque tems après, pour visiter leurs oreilles: chez tous, les plaies étaient cicatrisées. Je pense donc qu'après avoir tenté inutilement tous les moyens propres à diminuer l'inflammation et l'engorgement des parois du canal d'Eustache, l'on pourrait pratiquer une ouverture à la membrane du tympan.

Cette opération vient d'être tentée récemment en Angleterre pour les surdités causées par l'obstruction de la trompe. Cheselden l'avait conseillée; mais elle a éprouvé de grandes contradictions de la part des plus habiles chirurgiens. On ne voit pas bien la membrane du tympan, et par conséquent on ne peut pas s'assurer de l'endroit où frappe l'instrument; on produit de vives douleurs par la piqûre de cette membrane; l'ouverture qui en résulte est promptement cicatrisée: telles sont les objections opposées à cette méthode. Elles ne laissent guère de réplique à ses partisans, et il paraît très-difficile de procurer par son moyen une cure radicale de la surdité contre laquelle on l'administre; heureux encore, si, se bornant à n'être pas utile, elle ne produit pas dans l'oreille des désordres pires que le mal qu'on a voulu guérir! Mais la circonstance qui me détermine à la proposer ne peut-elle pas diminuer la sévérité de ses censeurs? S'il est difficile d'appercevoir la membrane du tympan dans l'état naturel, ne peut-elle pas devenir plus apparente, lorsqu'elle est fortement poussée par le fluide contenu dans l'intérieur de l'oreille? Si dans l'état de santé, la piqûre des membranes fibreuses peut occasionner les plus vives douleurs, dans l'état de maladie provenant d'une distension extraordinaire, les incisions faites sur ces parties ne sont-elles pas suivies d'un prompt soulagement? Enfin, nous ne demandons pas ici une ouverture permanente; nous désirons au contraire que celle que nous pratiquerons soit facilement cicatrisée. Elle ne doit que servir de passage au pus, en attendant que les couloirs naturels soient dégagés. On ne ferait, par son moyen, que devancer la nature de quelques instans, ou de quelques jours; et l'on éviterait de cette sorte aux malades les cruelles douleurs dont ils ne peuvent pas toujours supporter la violence, et des accidens consécutifs qui entraînent la mort ou des infirmités incurables.

Lorsque l'humeur est sortie du tympan, soit naturellement, soit artificiellement, la maladie reprend son caractère de bénignité, et la marche de la nature suffit ordinairement pour terminer la guérison.

Mais si quelques circonstances lui font prendre le caractère chronique, ou que ce dernier paraisse spontanément, il faut user des moyens indiqués plus haut pour le catarrhe chronique externe. Parmi ces moyens, les vésicatoires et les purgatifs ont eu des succès qui font regretter que les médecins ne s'en servent pas toujours avec assez de hardiesse. Hoffmann a guéri une femme de soixante et quelques années par les topiques extérieurement, et de légers minoratifs pris de distance en distance. Nous lisons dans ses ouvrages l'histoire d'un homme qui, étant sourd depuis plus de seize ans de l'oreille droite, et commençant à craindre pour l'autre, vint le consulter. Il lui fit préparer une forte dose de purgatif drastique qui devait être prise en une semaine. Le malade avala d'un seul coup la provision de huit jours. Cette imprudence occasionna des coliques affreuses, et les accidens les plus terribles. Pendant leur durée, le malade souffrait des douleurs intolérables dans le côté droit de la tête, principalement autour de l'oreille. Ensuite il y éprouva une horrible explosion, semblable à celle d'une bombe. Après ce douloureux fracas, tout se rétablit, et l'ouïe revint dans son intégrité.

Ce fait prouve incontestablement que l'on peut guérir le catarrhe chronique de l'oreille en produisant une irritation sur un point éloigné de la surface muqueuse (1). Cette méthode ayant réussi

(1) La nature semble indiquer, par les phénomènes qu'elle présente, la route qu'il faut suivre dans la cure de ces maladies. Le docteur Michel rapporte qu'une femme d'un tempérament très-délicat eut un petit abcès dans l'oreille, qui perça dans peu de jours : la malade fut sourde. Quelque tems après, elle eut le dévoiement pendant deux jours : l'oreille coula moins, et la malade fut guérie. Hippocrate avait dit auparavant :

Quibus biliosœ sunt egestiones, surditate oberiente cessant. Et quibus surditas, biliosis egestionibus contengentibus cessat. Hipp. Aphor. 28, sect. 4.

plusieurs fois, a fait dire à quelques médecins, qu'il y avait des surdités qui reconnaissaient pour cause une plénitude d'humeurs dans les premières voies; cependant, dans l'histoire que nous venons de rapporter, s'il y avait une plénitude cause de la surdité, cette plénitude paraît avoir été dans les oreilles.

Nous avons vu dans l'histoire du catarrhe chronique, que les irritations sur la peau, sont de puissans moyens de guérison; aussi dans le cas où le vésicatoire, qui est celui que l'on emploie le plus communément, ne réussirait pas, je n'hésiterais pas à proposer le moxa, moyen trop peu mis en usage dans la médecine française, et qui, dans une foule de cas, suppléerait à l'inefficacité des cantharides.

FIN.

www.ingramcontent.com/pod-product-compliance
Ingram Content Group UK Ltd.
Pitfield, Milton Keynes, MK11 3LW, UK
UKHW020435230726
13925UKWH00004B/1735